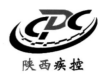

陕西疾控

公众消毒防疫科普知识

陕西省疾病预防控制中心　编

程永兵　陈宝宝　主编

U0280659

西北大学出版社
·西安·

图书在版编目（CIP）数据

公众消毒防疫科普知识 / 陕西省疾病预防控制中心
编；程永兵，陈宝宝主编. —西安：西北大学出版社，
2022.2

ISBN 978-7-5604-4913-5

Ⅰ. ①公… Ⅱ. ①陕… ②程… ③陈… Ⅲ. ①卫生防
疫管理—普及读物 Ⅳ. ①R185-49

中国版本图书馆CIP数据核字 （2022） 第 039310 号

公众消毒防疫科普知识

作　　者	陕西省疾病预防控制中心 编	
	程永兵　陈宝宝 主编	
出版发行	西北大学出版社	
地　　址	西安市太白北路229号	
邮　　编	710069	
电　　话	029-88303310	
网　　址	http://nwupress.nwu.edu.cn	
E - mail	xdpress@nwu.edu.cn	
经　　销	全国新华书店	
印　　装	陕西瑞升印务有限公司	
开　　本	880毫米×1240毫米　1/24	
印　　张	3	
字　　数	50千字	
版　　次	2022年2月第1版　2022年2月第1次印刷	
书　　号	ISBN 978-7-5604-4913-5	
定　　价	36.00元	

本版图书如有印装质量问题，请拨打029-88302966予以调换。

《公众消毒防疫科普知识》
编委会

主　编　程永兵　陈宝宝

副主编　张晓玲　孟昭伟

编　者　雷　毅　董小峰　蒋丽娟　赵有林

　　　　　寇静远　吕　文　李胜振

前言

　　消毒是切断传播途径、预防和控制传染病的重要手段。一场突如其来的新型冠状病毒肺炎（简称新冠肺炎）疫情，使消毒工作越来越受到人们的重视，由此，也出现了很多消毒误区，如对室外空气进行大规模消毒、直接使用消毒剂对人全身进行喷洒消毒、过度使用消毒剂等。了解新冠病毒的特性、传播途径以及流行病学特征，掌握消毒剂及消毒方法基本知识，从而高效、科学、精准消毒是我们迫切需要宣传普及的内容。

　　《公众消毒防疫科普知识》包括新冠病毒的特点、消毒基础知识、常用消毒产品、居家常用物品、公共场所、公共交通工具消毒方法等内容，通过图文并茂、贴近生活的形式，介绍消毒相关专业知识，希望公众阅读后能有所受益。最后，真诚的希望大家在阅读中提出宝贵意见。

编委会

目录

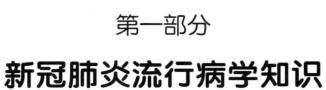

第一部分

新冠肺炎流行病学知识

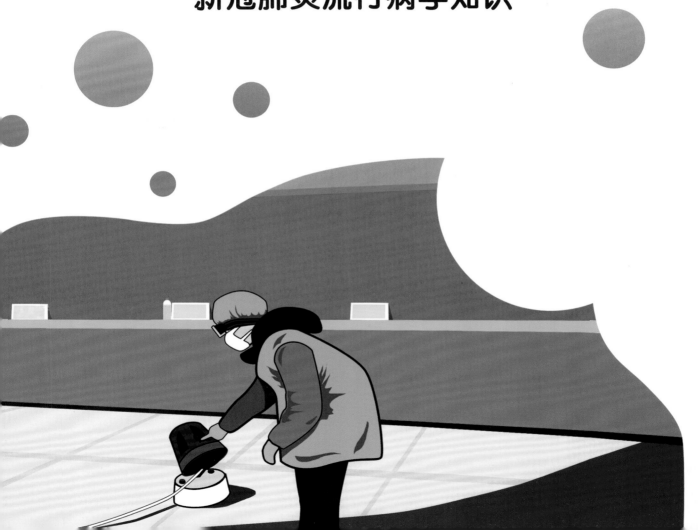

病原体

　　新型冠状病毒肺炎，简称新冠肺炎（COVID-19），是由新型冠状病毒（2019-nCoV）感染引起的一种急性呼吸道传染病。这种新型冠状病毒属于 β 属冠状病毒，对紫外线和热敏感，乙醚、75％乙醇、含氯消毒剂、过氧乙酸和氯仿等脂溶剂均可有效灭活。

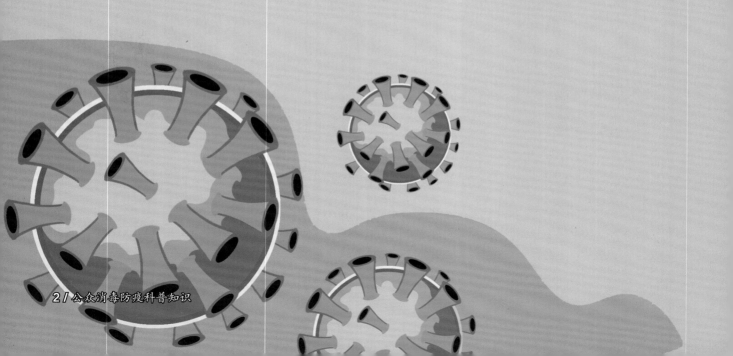

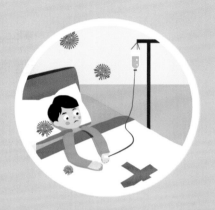
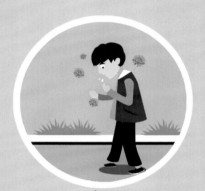

基于目前的流行病学调查和研究结果，新冠肺炎潜伏期 1～14 天，多为 3～7 天，发病前 1～2 天和发病初期的传染性相对较强，传染源主要是新冠病毒感染的患者和无症状感染者。

传播途径

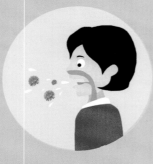

❶ 呼吸道飞沫传播。

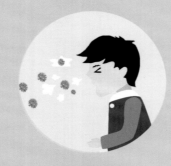

❷ 气溶胶传播，在相对密闭的环境中暴露于高浓度气溶胶也存在气溶胶传播的可能。

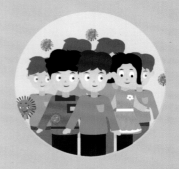

❸ 密切接触传播，接触病毒污染的物品也可造成感染。

▶ 易感人群：人群普遍易感。

▶ 消毒是切断传播途径的重要方式。

第二部分

消毒基本知识

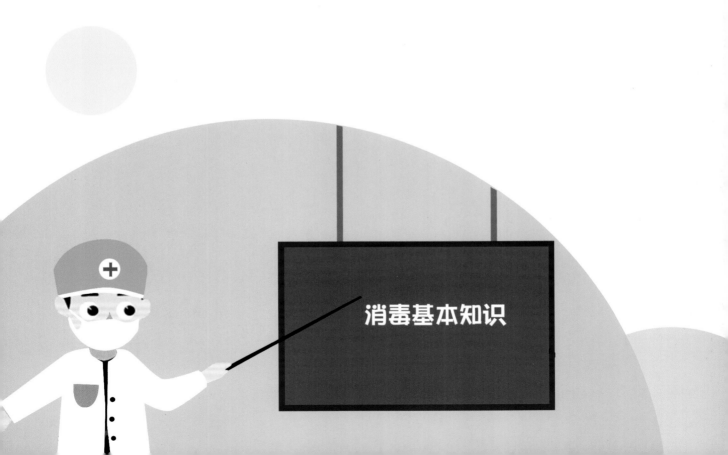

陕西疾控

消毒专业术语

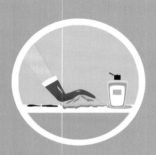

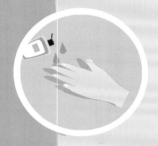

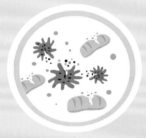

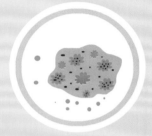

1 清洁

去除物体表面有机物、无机物和可见污染物的过程。

2 消毒

杀灭或消除传播媒介上的病原微生物，使其达到无害化的过程。

3 抗菌

采用化学或物理方法杀灭细菌或妨碍细菌生长繁殖及其活性的过程。

4 抑菌

采用化学或物理方法抑制或妨碍细菌生长繁殖及其活性的过程。

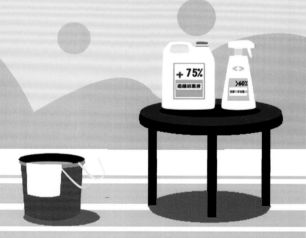

不同作用水平的消毒方法

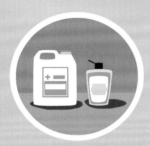

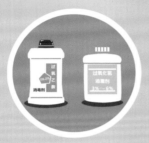

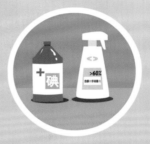

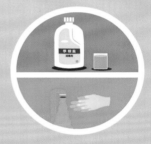

❶ 灭菌

要求杀灭或消除传播媒介上的一切微生物的处理（如热力灭菌、电离辐射灭菌、微波灭菌等物理方法及用甲醛、戊二醛、环氧乙烷等消毒剂进行灭菌的方法）。

❷ 高水平消毒

要求杀灭一切细菌繁殖体、分枝杆菌、病毒、真菌和致病性细菌芽孢的消毒处理（如热力、电离辐射、微波、紫外线等以及用含氯、二氧化氯、过氧乙酸、过氧化氢等消毒因子进行消毒的方法）。

❸ 中水平消毒

要求杀灭细菌繁殖体、分枝杆菌、病毒、真菌的消毒处理（如超声波、碘类、醇类和季铵盐类化合物的复方制剂等进行的消毒）。

❹ 低水平消毒

仅要求杀灭一般细菌繁殖体和亲脂病毒的消毒处理（如通风换气、冲洗等机械除菌法及单链季铵盐类、双胍类消毒剂等进行的消毒）。

消毒应用术语

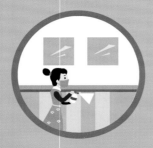

1 随时消毒

有传染源存在时，对其排出的病原体可能污染的环境和物品及时进行的消毒。

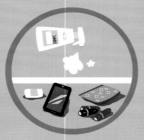

2 预防性消毒

在没有明确的传染源存在时，对可能受到病原微生物污染的物品和场所进行的消毒。

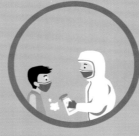

3 终末消毒

传染源离开疫源地后进行的彻底消毒。

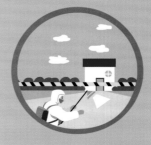

4 疫源地消毒

对疫源地内污染的环境和物品的消毒。疫源地是传染源排出的病原微生物所能波及的范围。

消毒术语
1.随时消毒
2.预防性消毒
3.终末消毒
4.疫源地消毒

第三部分
常用消毒产品

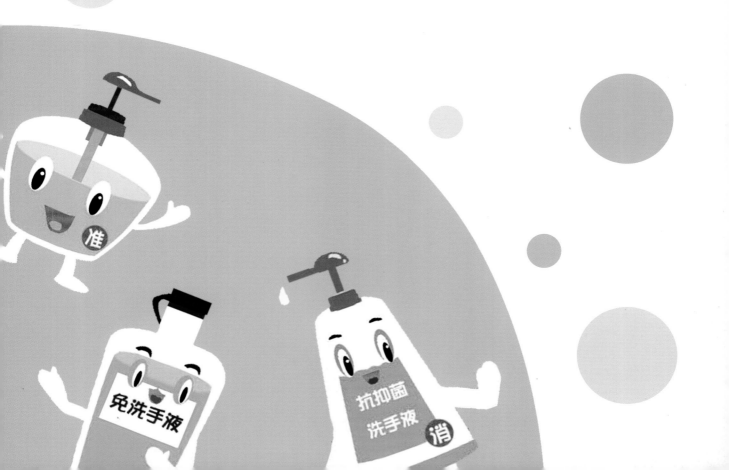

常用消毒剂 —— 醇类消毒剂

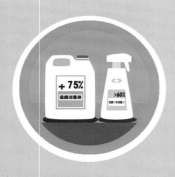

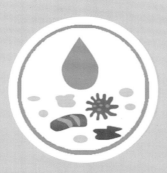

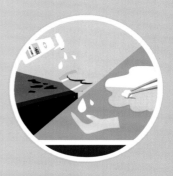

❶ 包括乙醇、异丙醇、正丙醇或两种成分的复方制剂。乙醇含量通常为70%～80%（V/V），含醇手消毒剂乙醇含量应＞60%（V/V）。

❷ 属中水平消毒剂，可以杀灭细菌芽孢以外的病原微生物。

❸ 主要用于手和皮肤的消毒，也可用于较小面积物体表面的消毒。

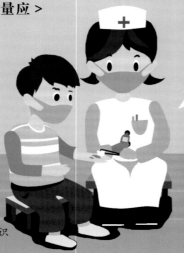

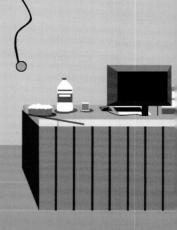

常用消毒剂 —— 醇类消毒剂

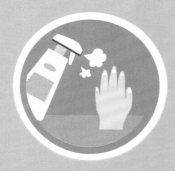

④ 卫生手消毒

均匀涂擦（或喷雾）手部
1 ～ 2 遍，作用 1 分钟。

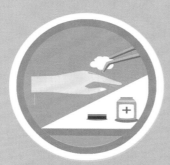

⑤ 皮肤消毒

涂擦皮肤表面 2 遍，
作用 3 分钟。

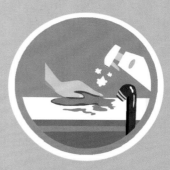

⑥ 较小物体表面消毒

擦拭（或喷雾）物体表
面 2 遍，作用 3 分钟。

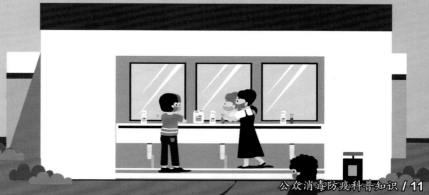

常用消毒剂 —— 醇类消毒剂

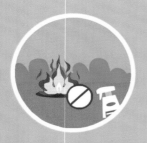 ❶ 易燃,远离热源,避免明火。

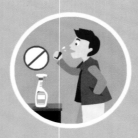 ❷ 不得口服,不适用于破损皮肤和黏膜消毒。

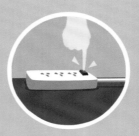 ❸ 给电器表面消毒,应先关闭电源。

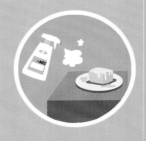 ❹ 不适用于脂溶性物体(油漆、皮革等)的表面消毒。

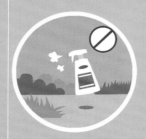 ❺ 不得用于空气消毒。

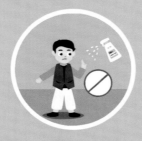 ❻ 不得用于人体或衣物的喷洒消毒。

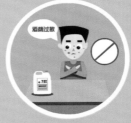 ❼ 酒精过敏者慎用。

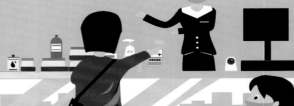

常用消毒剂 —— 含氯消毒剂

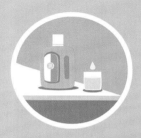

1 是指溶于水中产生具有杀灭微生物活性的次氯酸的消毒剂，其有效成分常以有效氯表示，含量用 mg/L（g/100ml）表示。

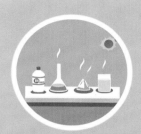

2 常见的含氯消毒剂包括次氯酸钠、次氯酸钙、氯化磷酸三钠、二氯异氰尿酸钠等。其性质不稳定，有效期短，易受光热的影响。

3 84 消毒液：因 1984 年研制，故名 84，是家庭常用的一种含氯消毒剂。主要成分是次氯酸钠。一般有效氯含量为 2% ～ 5%。

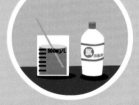

4 适用于地面、墙壁、餐饮具、环境、水、疫源地等消毒；次氯酸消毒剂除上述用途外，还可用于室内空气、二次供水设备设施表面、手、皮肤和黏膜的消毒。

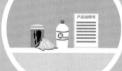

5 预防性物体表面消毒推荐使用浓度为 250 ～ 500mg/L；疫源地消毒时，物体表面使用浓度为 1000mg/L；有明显污染物时，使用浓度为 10000mg/L。

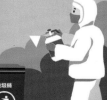

常用消毒剂 —— 含氯消毒剂

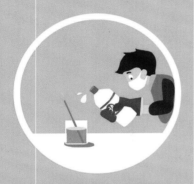

❶ 现配现用，配制和消毒时戴口罩与手套。

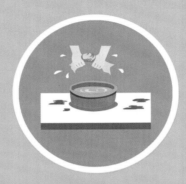

❷ 消毒后作用至规定时间，用清水冲洗并擦拭干净，以去除残留消毒剂。

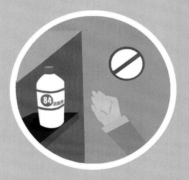

❸ 放置于阴凉避光及儿童不易触及的地方保存。

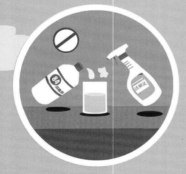

❹ 不能与洁厕剂混合使用。

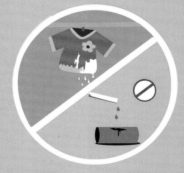

❺ 对织物有漂白性，对金属有腐蚀性，对有色织物及金属进行消毒时需注意。

常用消毒剂 —— 含碘消毒剂

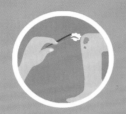

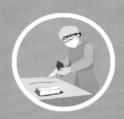

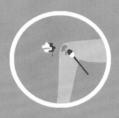

1 碘酊：俗称碘酒，是碘和碘化钾的乙醇溶液，有效碘含量 18～22g/L，乙醇含量 40%～50%（V/V）。碘伏：由碘与碘化钾等组分制成的络合碘消毒剂，有效碘含量 1～10g/L。

2 碘酊适用于手术部位、注射和穿刺部位皮肤及新生儿脐带部位皮肤的消毒，不适用于黏膜和敏感部位皮肤的消毒。

3 碘伏和复合含碘消毒剂适用于外科手及皮肤消毒，手术切口部位、注射及穿刺部位皮肤以及新生儿脐带部位皮肤消毒，黏膜冲洗消毒，卫生手消毒。

4 碘酊：用无菌棉拭子或纱布蘸取擦拭2遍以上，再用医用酒精擦拭脱碘。碘伏：蘸取擦拭，作用3～5分钟，黏膜用有效碘 250～500mg/L 的稀释液冲洗或擦拭。

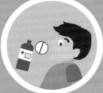

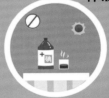

5 外用，禁止口服，密封避光。

6 对碘过敏者禁用。

7 碘伏对二价金属制品有腐蚀性，不应做相应金属制品的消毒。

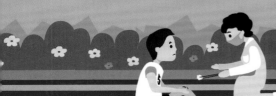

常用消毒剂 —— 季铵盐类消毒剂

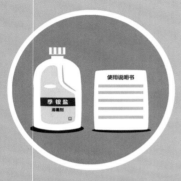

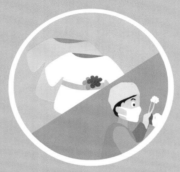

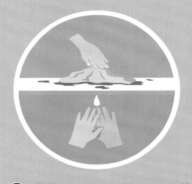

❶ 一种阳离子表面活性剂，常见的有苯扎溴铵、苯扎氯铵、新洁灵、度米芬等，具有对皮肤及黏膜无刺激、毒性小、稳定性好、对消毒物品无损害等特点。

❷ 适用于环境与物体表面（包括纤维与织物）、食品加工设备与器皿、手卫生、皮肤及黏膜的消毒，与醇复配可用于外科手消毒。

❸ 物体表面：无明显污染物时，使用浓度为1000mg/L；有明显污染物时使用浓度为2000mg/L。
卫生手消毒：清洁时使用浓度为1000mg/L，污染时使用浓度为2000mg/L。

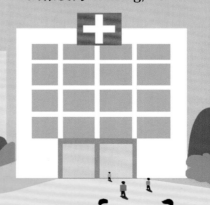

常用消毒剂 —— 季铵盐类消毒剂

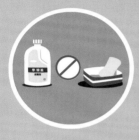

1 不能与肥皂、洗衣粉等阴离子型表面活性剂合用。

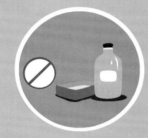

2 对织物进行消毒时应注意吸附作用的影响。

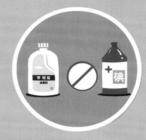

3 与碘、碘化钾、过氧化物（如高锰酸钾、过氧化氢等）等有拮抗作用。

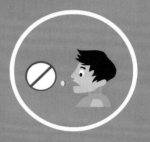

4 外用消毒剂，不得口服。

5 一般不适用于空气、瓜果、蔬菜的消毒。

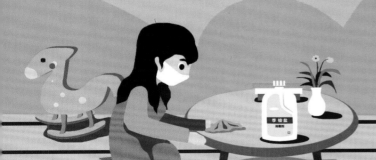

常用消毒剂 —— 二氧化氯消毒剂

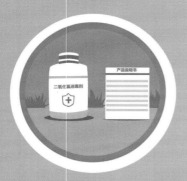

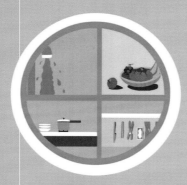

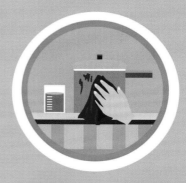

❶ 属高效消毒剂，主要有效成分为游离的二氧化氯，是一种公认的安全、无毒的绿色消毒剂。

❷ 适用于水（饮用水、医院污水）、物体表面、餐饮具、食品加工工具和设备、瓜果、蔬菜、医疗器械（含内镜）和空气的消毒处理。

❸ 物体表面消毒时，使用浓度为 50 ～ 100mg/L，作用 10 ～ 15 分钟；生活饮水消毒时，使用浓度为 1 ～ 2mg/L，作用 15 ～ 30 分钟。

❹ 室内空气消毒时，使用浓度为 500mg/L，按照 20 ～ 30ml/m³ 用量进行喷雾消毒，作用 20 ～ 30 分钟。

二氧化氯消毒剂不是含氯消毒剂。

常用消毒剂 —— 二氧化氯消毒剂

陕西疾控

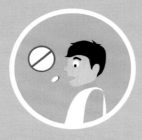

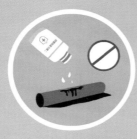

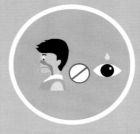

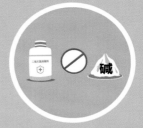

❶ 外用消毒剂，不得口服，放置于儿童不易触及的地方。

❷ 本品有漂白作用，对金属有一定腐蚀性。

❸ 使用时应戴手套。避免高浓度消毒剂接触皮肤或吸入呼吸道，如不慎溅入眼中，应立即用清水冲洗，严重者应就医。

❹ 不宜与其他消毒剂、碱或有机物混用。

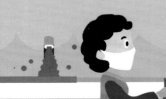

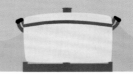

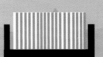

常用消毒剂——过氧化物类消毒剂

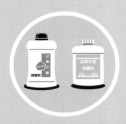

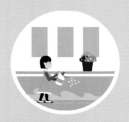

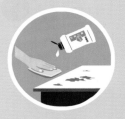

1 分子结构中含有二价基 "—O—O—" 的强氧化剂，常见的有过氧乙酸与过氧化氢，前者一般质量分数为 15% ~ 21%，后者为 3% ~ 6%。

2 室内空气消毒：0.5% 过氧乙酸或 3% 过氧化氢，用气溶胶喷雾法，用量按 20 ~ 30ml/m³，作用 60 分钟后通风换气，也可以用过氧乙酸原液加热熏蒸。

3 物体表面消毒：用 0.1% ~ 0.2% 过氧乙酸或 3% 过氧化氢喷洒或浸泡消毒，作用 30 分钟后，用清水擦拭去除残留消毒剂。

4 皮肤伤口消毒：用 1.5% ~ 3% 过氧化氢消毒液直接冲洗皮肤，作用 3 ~ 5 分钟。

5 医疗器械消毒：6% 过氧化氢浸泡 2 小时，或 0.5% 过氧乙酸冲洗、浸泡 10 分钟，无菌水冲洗干净。

常用消毒剂——过氧化物类消毒剂

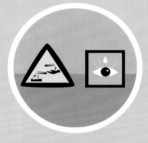

❶ 有腐蚀性，对眼睛、皮肤和黏膜有刺激性。

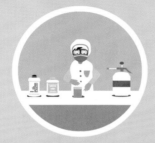

❷ 使用时应做好个人防护，若不慎接触，可用大量清水冲洗并及时就医。

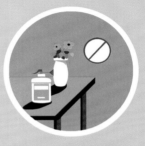

❸ 不建议作为家庭消毒剂来使用。

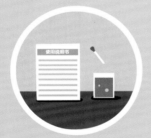

❹ 使用时严格按照说明书稀释。

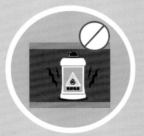

❺ 易燃易爆，应置于阴凉处保存，并避免剧烈晃动。

一次性使用卫生用品 —— 湿巾

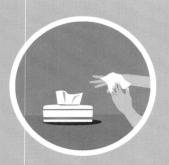

1 普通湿巾

适用于手、口、皮肤、物体表面的清洁，不具有抗菌、抑菌效果。

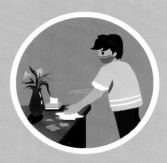

2 卫生湿巾

适用于手、皮肤、黏膜及物体表面的清洁杀菌，对大肠杆菌和金黄色葡萄球菌的杀灭率≥ 90%。

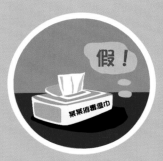

3 消毒湿巾

是一种新型载体消毒剂，消毒产品中目前无消毒湿巾的类别，如果您在市场上见到××消毒湿巾，则此类产品是不符合相关规定的。

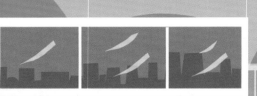

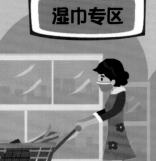

湿巾专区

一次性使用卫生用品——口罩

常见口罩包括一次性使用医用口罩、医用外科口罩、颗粒物防护口罩、医用防护口罩。

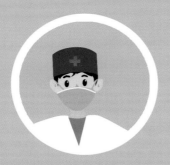

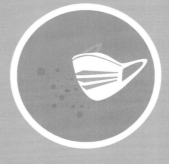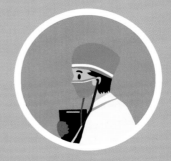

1 一次性使用医用口罩

符合 YY/T 0969—2013 标准，一般缺少对颗粒物和细菌过滤效率的要求，适用于医院常规护理及人员密集场所。

2 医用外科口罩

符合 YY 0469—2011 标准，对非油性颗粒物过滤效率达 30% 以上，对细菌过滤效率达 95% 以上，具有防渗透性，分为吸水层、过滤层、防水层三层，适用于医务人员、居家隔离及与其共同生活的人员、高度密集场所或密闭公共场所的人员。

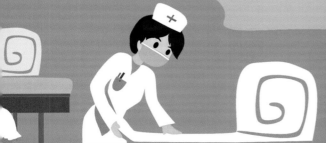

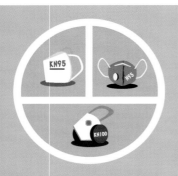

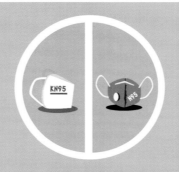

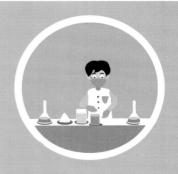

❸ 颗粒物防护口罩

符合 GB 2626—2006 标准，根据其对非油性颗粒物的过滤效率分为 KN90、KN95、KN100 三种，其中 KN95 的过滤效率达 95% 以上。

KN95 和 N95 的区别：KN95 是中国标准，N95 是美国标准，这两种口罩的技术要求、测试方法等基本一致。两者在对应标准下其过滤效率均达 95% 以上。

适用范围：适用于隔离区服务人员、流行病学调查人员及实验室检验人员。

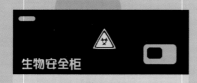

生物安全柜

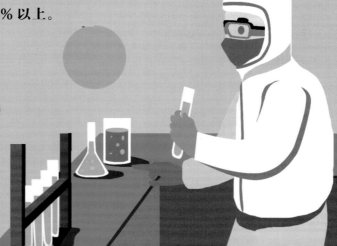

一次性使用卫生用品 —— 口罩

陕西疾控

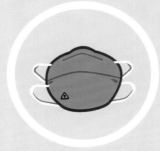

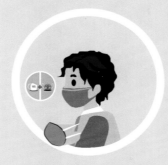

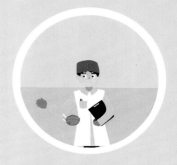

❹ 医用防护口罩

符合《医用防护口罩技术要求》GB 19083—2010 标准。

过滤效率分3级，1级≥95%，最高级3级≥99.97%，增加了表面抗湿性要求，综合了医用外科口罩和N95口罩的优点。

适用于发热门诊、隔离病房医护等高危医护工作者以及对确诊、疑似病例进行现场流行病学调查的人员。

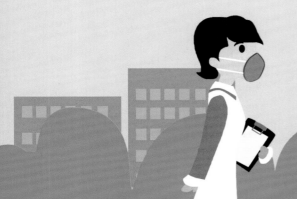

一次性使用卫生用品 —— 口罩

KN型口罩、医用外科口罩及医用防护口罩的对比。

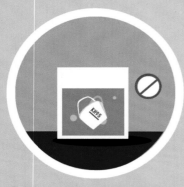

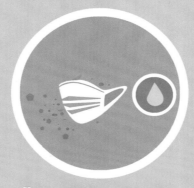

过滤效率达95%

❶ KN型口罩没有防水要求，不能用于医疗操作的防护，特别是气管切开、气管插管等有可能发生喷溅的高危操作。

❷ 医用外科口罩达不到95%的过滤效率，但有防水性，一般不用于高危操作的防护。

❸ 医用防护口罩，既能达到95%的过滤效率，也能防止液体渗透，适用于医疗机构各类操作的防护。

一次性使用卫生用品 —— 口罩

使用后口罩的处理原则。

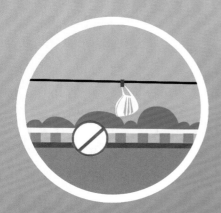

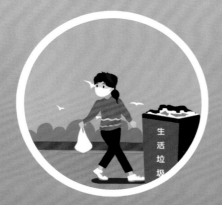

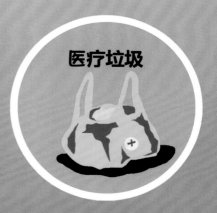

❶ 佩戴的口罩不应清洗消毒后重复使用。医用防护口罩佩戴时间应不超过 4 小时；医用外科口罩当没有明显污染物和破损时，佩戴时间应不超过 24 小时。

❷ 健康人群使用后的口罩，按照生活垃圾分类要求处理即可。

❸ 疑似病例或确诊患者佩戴的口罩，不可随意丢弃，应作为医疗废弃物处理。

一次性使用卫生用品 —— 口罩

陕西疾控

如何选择口罩?

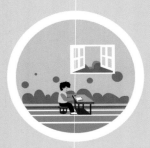

❶ 对于居家活动、散居居民、户外活动及在通风良好的场所工作或学习者,可不必戴口罩。

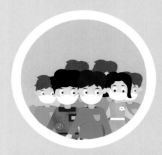

❷ 疫情期间,在人员密集的公共场所如超市、乘坐交通运输工具、医院就诊等,推荐使用一次性医用口罩。

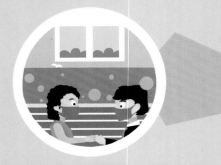

❸ 疫情期间,人员密集区的工作人员、居家隔离及与其共同生活的人员、高度密集场所或密闭公共场所的人员可选择医用外科口罩。

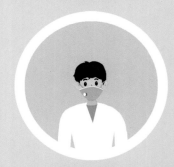

❹ 请将 KN95、N95 及医用防护口罩留给更需要它们的医务人员。

洗手液

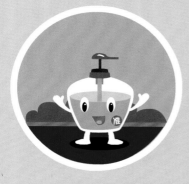

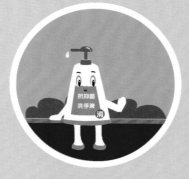

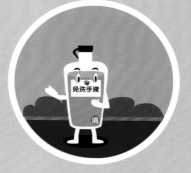

1 普通洗手液

为"准"字号产品，只具有清洁去污的作用。

2 抗抑菌洗手液

为"消"字号产品，卫生许可证号中有"卫消证字"字样，在普通洗手液的基础上含有抗抑菌成分。主要抗抑菌成分有水杨酸、复合醇类、季铵盐类、对氯间二甲苯酚、氯己定等。

3 免洗手消毒液

也是"消"字号产品，无须用水冲洗，按剂型分为水剂、凝胶和泡沫型，以醇类为主要成分。

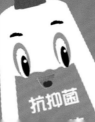

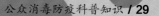

消毒柜——分类

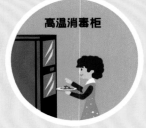

高温消毒柜

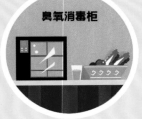

臭氧消毒柜

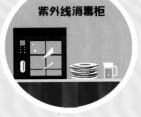

紫外线消毒柜

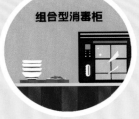

组合型消毒柜

1 高温消毒柜

利用红外线发热等方式产生的高温进行杀菌消毒，适用于宾馆、饭店等公共场所餐饮具的消毒。

2 臭氧消毒柜

利用臭氧进行杀菌消毒。适用于餐饮具、塑料、胶木等不耐高温物品的消毒，也可用来对蔬菜、瓜果等进行杀菌和保鲜。

3 紫外线消毒柜

适用于塑料、玻璃、木质、电子产品等小型物品的消毒。

4 组合型消毒柜

家用厨具消毒柜一般采用这种方式，如臭氧+紫外线或臭氧+高温等方式。

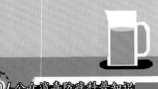
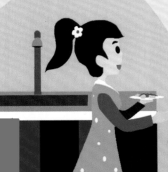
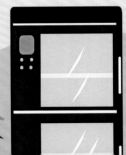

消毒柜 —— 购买注意事项

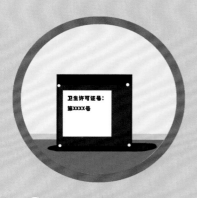

卫生许可证号：
第XXXX号

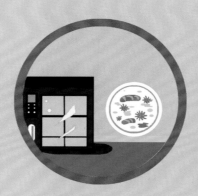

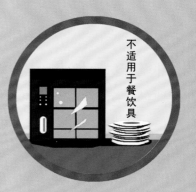

不适用于餐饮具

1 查看卫生许可证号。

2 消毒星级

消毒效果可分为两个等级：一星级和二星级。

3 仅靠紫外线消毒的消毒柜不适用于餐饮具消毒。

▶ 一星级标准：可有效杀灭大肠杆菌、金黄色葡萄球菌等抗力一般的细菌。

二星级标准：除能杀灭一般抗力的细菌外，还可以杀灭脊髓灰质炎病毒等顽固性病毒及细菌。

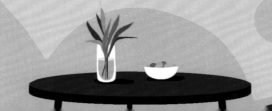

消毒柜 —— 使用注意事项

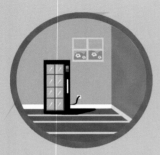

1 消毒柜应放置在干燥通风处，离墙壁不宜小于30cm。

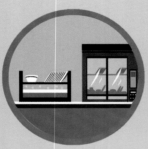

2 餐饮具洗净沥干后再消毒，这样能缩短消毒时间并降低电能消耗。

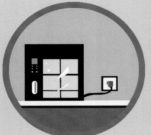

3 要求立插放置，留有间隙，避免堆叠。

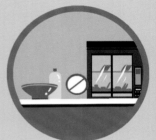

4 彩瓷器皿、塑料等不耐热餐具不能使用高温型消毒柜。

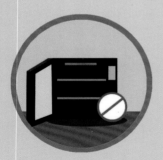

5 消毒期间非必要时，请勿打开柜门，以免影响效果。

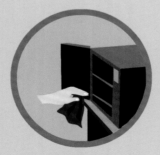

6 定期对消毒柜进行清洁保养。

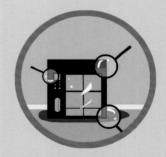

7 臭氧型消毒柜需经常检查密封性，以免影响消毒效果。

购买消毒产品注意事项

购买消毒产品时要仔细阅读产品说明书和产品标签，特别要注意以下信息。

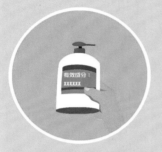

❶ 消毒产品主要有效成分。

❷ 杀灭微生物类别。

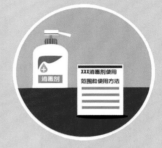

❸ 使用范围和使用方法。

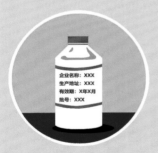

❹ 生产企业名称、生产地址、有效期、生产日期或批号。

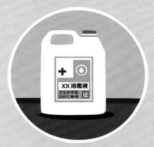

❺ 卫生许可证号，如：陕（省名简称）卫消证字【2021】第××号。

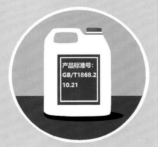

❻ 产品执行标准。

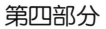

第四部分

居家常用物品消毒

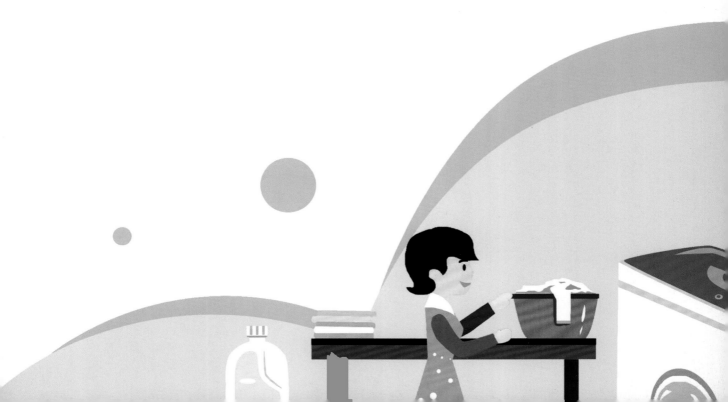

餐饮具

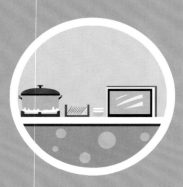

① 清洗后自然晾干，勿用抹布擦拭，消毒可选用消毒柜、煮沸及消毒剂浸泡等方式，筷子应定期更换。

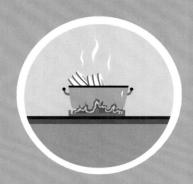

② 煮沸适用于少量餐饮具、奶瓶等，消毒时应将物品全部淹没。水沸腾开始计时，持续 15 ～ 30 分钟。

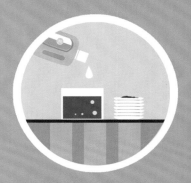

③ 消毒剂浸泡：用 250 ～ 500mg/L 的含氯消毒剂浸泡 15 ～ 30 分钟，然后用自来水冲洗干净。

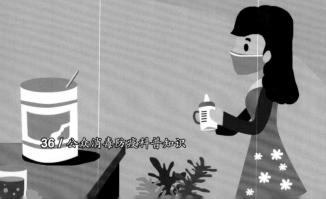

砧板、刀具

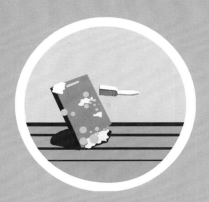

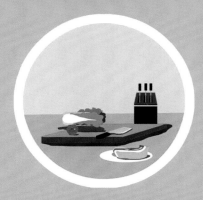

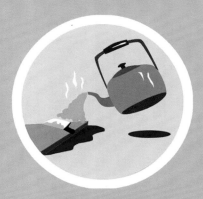

① 砧板每日用硬刷和清水刷洗一遍，保持干燥。

② 制备生、熟食用的砧板、刀具应分开使用，避免食物交叉感染。

③ 可用沸水烫冲，必要时用 250 ～ 500mg/L 的含氯消毒剂浸泡消毒。

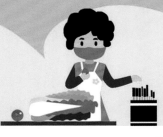
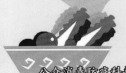

地面

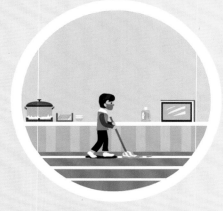

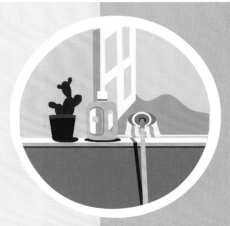

1 常规保洁方式为湿式拖地。

2 疫情期间可用 250 ～ 500mg/L 的含氯消毒剂拖地，作用 30 分钟后，再用清水拖擦一遍，开窗通风。

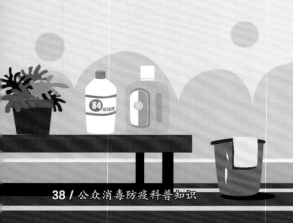

桌面、台面及其他物体表面

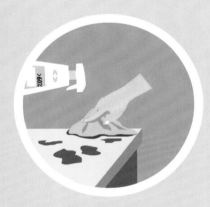

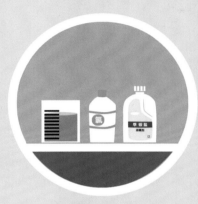

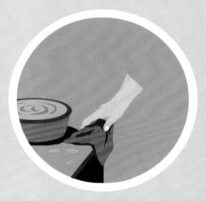

1 日常以清洁为主。

2 疫情期间，可用 250～500mg/L 的含氯消毒剂或 1000mg/L 季铵盐消毒剂擦拭消毒，作用 30 分钟后用清水擦洗。

3 其他物体表面如门把手、水龙头、遥控器等高频接触部位，可用 75% 酒精或季铵盐类消毒剂擦拭消毒。

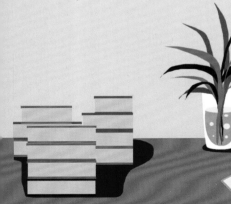

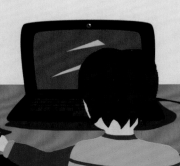

陕西疾控

衣物、床单、被罩

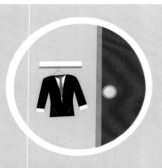

❶ 日常所穿外套，回家以后挂在门口，与居家衣物分开即可，无须消毒。

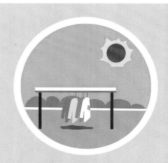

❷ 可能被污染时，首先选择物理消毒，如阳光下暴晒 4 ～ 6 小时，或 56℃以上的水温机洗 30 分钟，或使用烘干机 80℃烘 20 分钟。

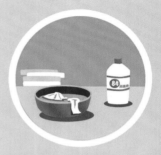

❸ 面料不耐高温，可用化学消毒剂浸泡消毒后再清洗，常用酚类、季铵盐类消毒剂。

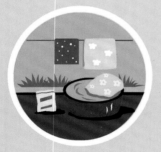

❹ 床单、被罩应定期清洗，优先选择阳光下暴晒消毒。

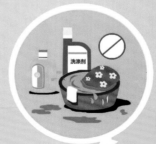

❺ 消毒剂与洗涤剂不宜同时使用。

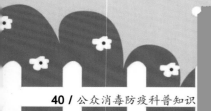

毛巾、抹布、拖把

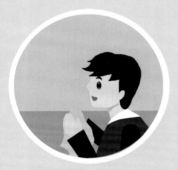

1 擦脸毛巾应个人专用，清洁毛巾应分区、分功能使用。

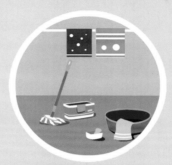

2 清洁抹布分区使用，使用后的抹布、拖把应及时清洗，尽量保持干燥。

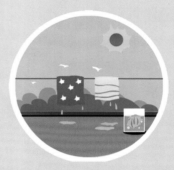

3 可采用暴晒4～6小时或定期用250～500mg/L的含氯消毒剂浸泡消毒。

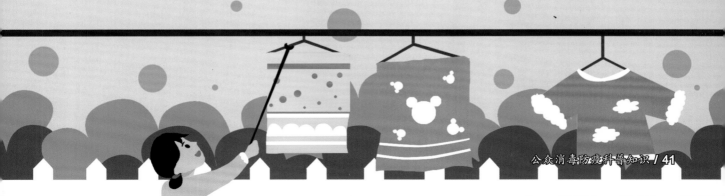

陕西疾控

马桶

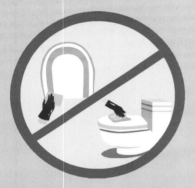

1 经常擦拭马桶盖和马桶垫圈，保持清洁。

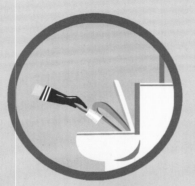

2 马桶内壁可用洁厕净或含氯消毒剂浸泡刷洗。

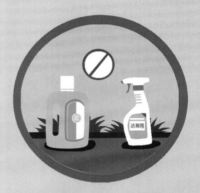

3 洁厕净和含氯消毒剂不可混用。

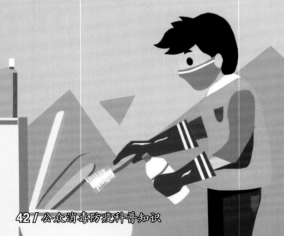

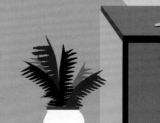

玩具

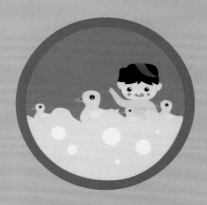

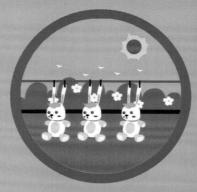

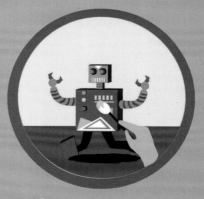

1 可水洗的，先用清水洗涤，耐热的木制玩具可在水中煮沸 15 ～ 30 分钟。塑料和橡胶玩具可用 250 ～ 500mg/L 的含氯消毒剂或 1000mg/L 的季铵盐消毒剂浸泡 15 ～ 30 分钟，然后再用清水冲洗干净。

2 不宜洗涤及浸泡消毒的玩具可在阳光下暴晒 4 ～ 6 小时。

3 高档电动玩具可定期用 75% 酒精擦拭。

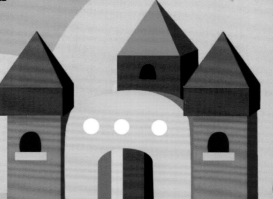

空调

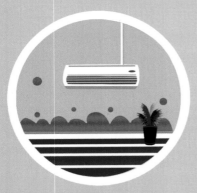

1 使用前需清洗滤网，日常使用不必进行消毒处理。

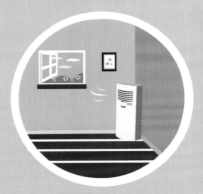

2 空调运行 2 ~ 3 小时后，应通风换气 20 分钟左右。

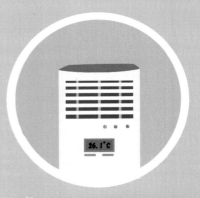

3 夏季室内温度调节建议不低于 26℃。

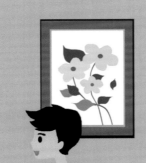

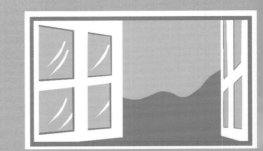

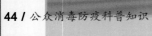

陕西疾控

手机

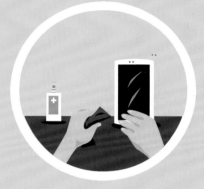

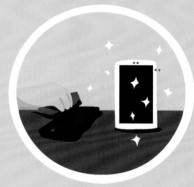

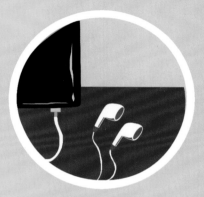

1 手机属于高频使用物品，建议每日清洁，也可用湿巾或将75%酒精喷在纤维布上擦拭消毒。

2 擦拭时不要太湿，以免液体进入手机内部，擦拭完静置5分钟，自然晾干。

3 不要忽略了对手机套、听筒、耳机筒、耳机孔、充电线孔等进行清洁消毒。

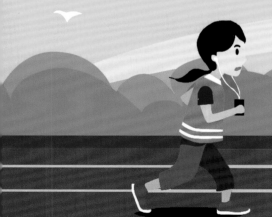

冰箱

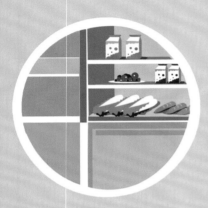

1 保持清洁，各类食物分区放置，生、熟食应分开。

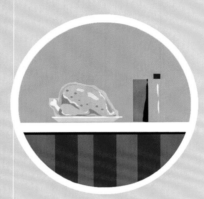

2 熟食需加封保鲜袋或保鲜膜。

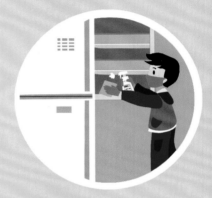

3 消毒时先断电，取出内藏物，热水擦拭清洁内部。用 250 ～ 500mg/L 的含氯消毒剂擦拭，作用 30 分钟后，再用清水擦拭，金属配件可用 75% 酒精擦拭，打开通风，干燥后即可使用。

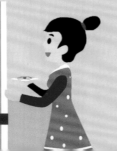
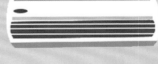

陕西疾控

快递

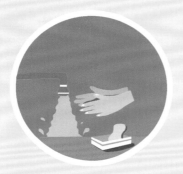

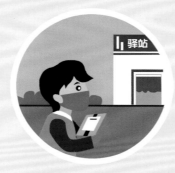

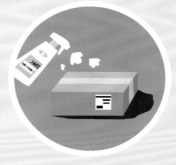

① 日常生活中不必进行消毒处理，收快递后及时用肥皂或者洗手液及流动水洗手。

② 疫情期间，收发快递前，应戴好口罩，有条件时还可以戴一次性手套。

③ 必要时可用 75% 酒精或者其他消毒剂对包裹外包装进行喷洒消毒。

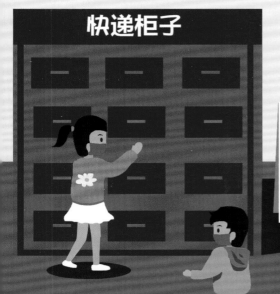

快递柜子

保持一米距离

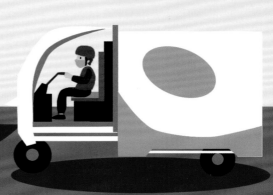

私家车

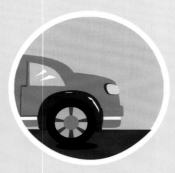

❶ 车身外部及轮胎无明显污染物时，可不必消毒。

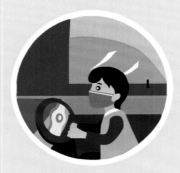

❷ 从公共场所返回车内，应注意手部消毒。当有可疑症状者搭乘时，应戴好口罩，关闭空调内循环，适度开窗通风。对车载空调定期清理空调出风口即可，一般没有必要消毒。

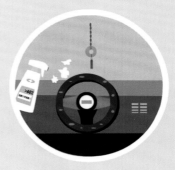

❸ 重点擦拭车把手、方向盘、中控台、坐椅等部位。擦拭物体表面时可选择含氯消毒剂、二氧化氯等消毒剂或消毒湿巾，小面积消毒可用75%酒精擦拭。

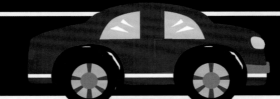

手卫生

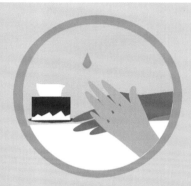

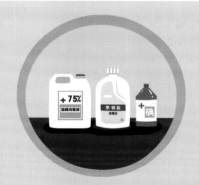

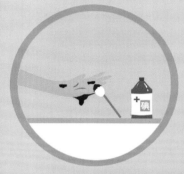

1 采用"六步洗手法",用肥皂或者洗手液及流动水洗手,用一次性纸巾或个人专用毛巾擦干。

2 手消毒时可用含乙醇、季铵盐、氯己定或碘伏类消毒产品,按使用说明书进行手消毒。

3 若手不慎直接接触到污物则应先洗手后消毒。对乙醇或碘过敏者需慎重选择手消毒剂。

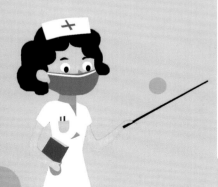

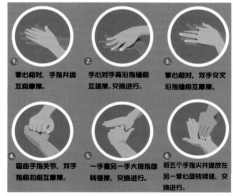

必要时对手腕进行冲洗,即为"七步洗手法"。

第五部分

公共场所与公共交通工具消毒

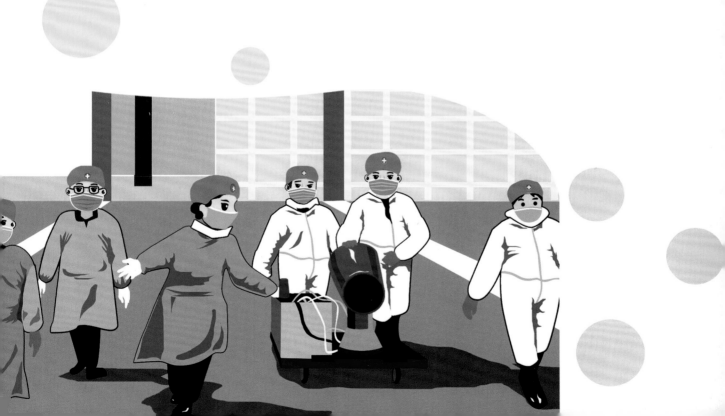

空气消毒

① 自然通风

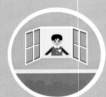

可有效降低室内空气中微生物的数量，改善室内空气质量，是最经济简单、行之有效的室内空气消毒方法。

② 紫外线灯直接照射

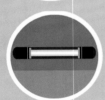

适用于小范围的公共场所，如教室、寝室等，在无人条件下，可采取紫外线灯悬吊式或移动式直接照射，室内安装紫外线灯（一般选用30W紫外线灯，在1m处的强度>70μW/cm^2）的数量为每立方米不少于1.5W，照射时间不少于30分钟。

③ 喷雾消毒

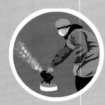

将消毒剂用气溶胶喷雾器雾化成20μm以下的微小粒子，使之与空气中的微生物颗粒充分接触，以杀灭空气中的微生物。一般采用3%过氧化氢、0.5%过氧乙酸、500mg/L二氧化氯等消毒剂，按照20～30ml/m^{3}用量，作用60分钟后开窗通风换气。

④ 熏蒸消毒

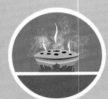

利用化学消毒剂具有挥发性，在一定空间内通过加热或其他方法使其挥发达到空气消毒，一般采用过氧乙酸（1g/m^3）或二氧化氯（10～20mg/m^3）加热蒸发或加激活剂，熏蒸消毒以后开窗通风。

 喷雾与熏蒸一般用于终末消毒，由消毒专业技术人员操作完成。

空气消毒

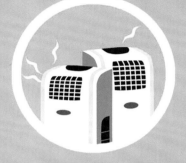

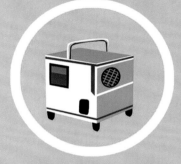

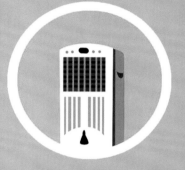

1 物理因子的空气消毒机

利用静电吸附、过滤技术和紫外线等方法杀灭或去除空气中的微生物，以达到消毒要求，可用于有人情况下的室内空气消毒，如静电吸附式空气消毒机、高效过滤器（HEPA）、紫外线空气消毒器等。

2 化学因子的空气消毒机

利用产生的化学因子杀灭空气中的微生物，以达到消毒要求，仅用于无人情况下的室内空气消毒，如二氧化氯空气消毒机、臭氧空气消毒机、过氧化氢空气消毒机、过氧乙酸空气消毒机等。

3 其他因子的空气消毒机

利用其他因子杀灭空气中的微生物，以达到消毒要求，如等离子体空气消毒机、光触媒空气消毒机等。

空气消毒

注意事项:

① 有人时可选用物理因子的空气消毒机进行连续动态消毒处理,同时,应结合室内表面的卫生清洁处理或先用消毒剂对污染表面进行消毒,以保证空气消毒效果。

② 用消毒剂进行空气消毒时需关闭门窗,消毒人员应做好个人防护,消毒完成后应先打开门窗通风,待消毒剂去除后方可进入。

③ 紫外线照射消毒时,必须在无人条件下进行,不能直接照射暴露皮肤,眼睛不能直视紫外线灯,以免对皮肤、眼睛造成伤害。

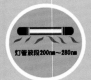

④ 用于消毒杀菌的紫外线灯管波长一般为 200 ～ 280nm。验钞机、灭蝇灯的紫外线灯波长均在 300nm 以上,没有杀菌作用。

⑤ 紫外线消毒灯灯管表面应保持清洁、无灰尘,每周用酒精擦拭一次,并根据产品使用寿命定期更换。

公共场所消毒

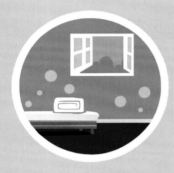

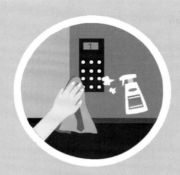

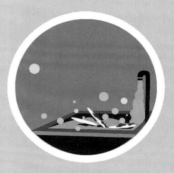

1 室内空气首选自然通风，物体表面保持清洁卫生，做好预防性消毒，高频次使用部位应重点消毒，酌情增加消毒频次。

2 公共设施表面和公共区域推荐使用250～500mg/L含氯消毒剂或1000mg/L季铵盐消毒剂喷洒或擦拭，小面积物体表面及金属表面用75%酒精擦拭。

3 餐饮具应"一人一具一用一消毒"，清洗后可用流通蒸汽消毒20分钟，或煮沸15～30分钟，或125℃高温消毒15分钟，或250～500mg/L含氯消毒剂浸泡30分钟后用清水冲洗干净。

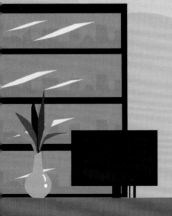
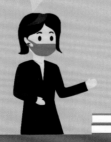
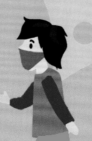

公共场所消毒

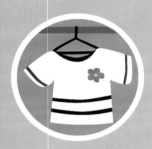

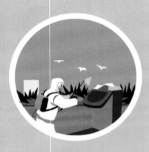

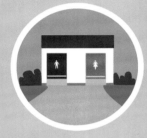

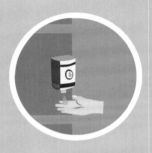

④ 工作服、卧具等织物保持清洁，定期洗涤、消毒，可用流通蒸汽或煮沸消毒30分钟，也可用消毒剂浸泡后常规清洗。

⑤ 定期对垃圾桶进行消毒处理，可用500～1000mg/L的含氯消毒剂喷洒或擦拭。

⑥ 公共卫生间每日用500～1000mg/L含氯消毒剂湿式打扫，卫生洁具（拖把、抹布等）应定期消毒。

⑦ 确保场所内洗手设施运行正常，可配备速干手消毒剂或感应式消毒设施。

⑧ 如公共场所内发现确诊或疑似病例，应在疾控机构的指导下开展终末消毒。

陕西疾控

公共交通工具消毒

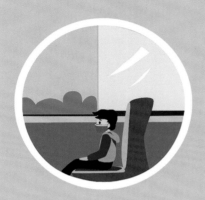

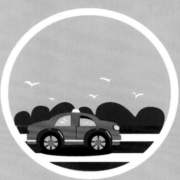

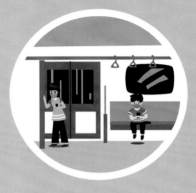

1 短途客车、公交车、出租车等有条件开窗的公共交通工具，可开窗低速行驶，也可在停驶期间开窗通风，保持空气流通。

2 飞机、高铁、地铁等密闭环境应适当增加空调换风功率，提高换气次数，并注意定期清洁消毒空调送风口、回风口以及回风口的过滤网等。

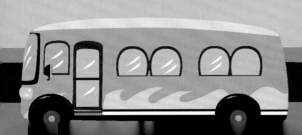

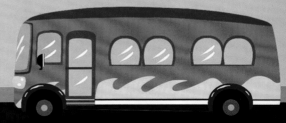

公共交通工具消毒

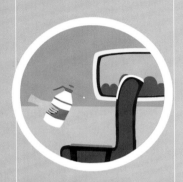

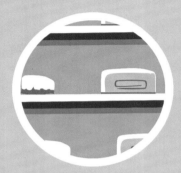

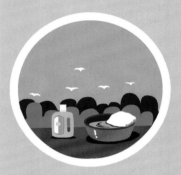

❸ 疫情期间，运行结束后内部物体表面（如车身内壁、方向盘、车内扶手、桌椅等）用 250～500mg/L 的含氯消毒剂或其他有效的消毒剂进行喷洒或擦拭，作用 30 分钟后再用清水擦拭干净；也可采用有效的消毒湿巾进行擦拭。

❹ 座位套等织物应保持清洁，并定期洗涤、消毒。卧铺中涉及床单、枕套、被套、垫巾等公共用品，应每客更换。

❺ 织物消毒可用流通蒸汽或煮沸 30 分钟；或先用有效氯500mg/L 的含氯消毒剂浸泡 30 分钟，然后常规清洗。

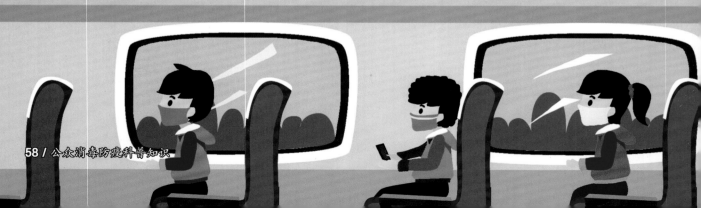

公共交通工具消毒

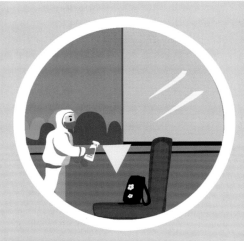

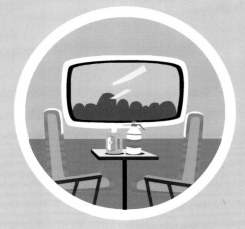

6 当公共交通工具上出现疑似、确诊病例或无症状感染者时，无可见污染物时，用有效氯 1000mg/L 的含氯消毒剂或 500mg/L 二氧化氯消毒剂进行喷洒或擦拭消毒，作用 30 分钟后用清水擦拭干净；或用其他有效的消毒剂按照产品说明书进行消毒。

7 有可见污染物时，应先使用一次性吸水材料加有效氯 5000 ～ 10000mg/L 的含氯消毒剂（或能达到高水平消毒的消毒湿巾）进行覆盖消毒，完全清除污染物后，再用有效氯 1000mg/L 的含氯消毒剂或 500mg/L 的二氧化氯消毒剂进行喷洒或擦拭消毒，作用 30 分钟后擦拭干净；或用其他有效的消毒剂按照产品说明书进行消毒。

公共交通工具消毒

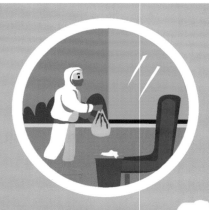

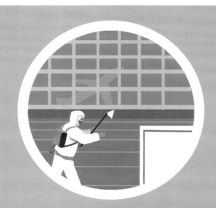

⑧ 疑似、确诊病例和无症状感染者在公共交通工具上使用的织物、坐垫、枕头和床单等物品以及产生的生活垃圾均应按照医疗废弃物处理。

⑨ 对飞机、机场消毒时，消毒剂的种类、作用浓度和剂量以及操作方法应遵循中国民航的相关规定。

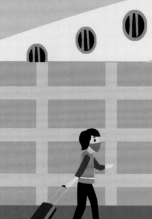

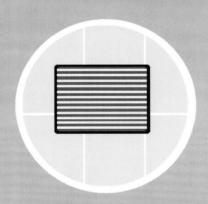

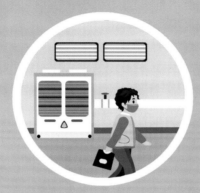

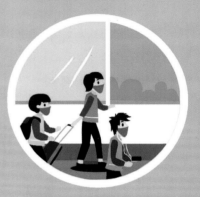

1 新风系统采气口及其周围环境必须清洁，确保新风不被污染。

2 对于人员流动较大的商场、写字楼等场所，无论空调系统运行与否，均应保证室内全面换气，每天下班后，新风与排风系统继续运行1小时，以保证室内空气清新。

3 人员密集场所可通过开门或者开窗的方式增加通风量。

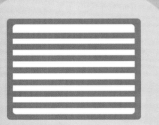

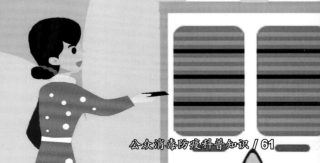

集中空调使用

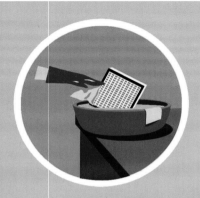

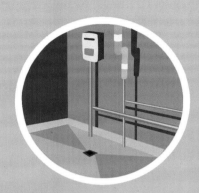

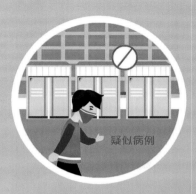

疑似病例

❹ 对运行的空调系统的过滤器、风口、空气处理机组、表冷器、加热（冷）器、冷凝水盘等设备和部件进行定期清洗、消毒、更换（依据 WS 394—2012）。

❺ 对下水管道、空气处理装置水封、卫生间地漏以及空调机组凝结水排水管等的 U 形管应当定时检查，缺水时及时补水，避免不同楼层间的空气掺混。

❻ 当场所出现疑似、确诊病例时应当停止使用空调通风系统，并进行空气消毒。

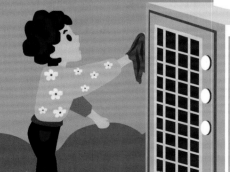

集中空调使用

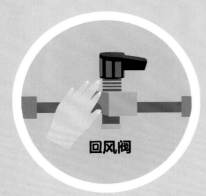

回风阀

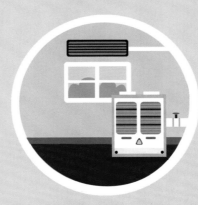

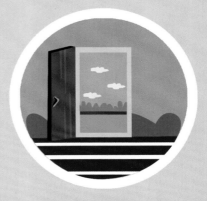

❼ 疫情期间，当空调通风系统为全空气系统时，应关闭回风阀，采用全新风方式运行。

当空调通风系统为风机盘管加新风系统时，应确保新风直接取自室外，保证排风系统正常运行，对于大进深房间，应采取措施保证内部区域的通风换气，新风系统全天候运行。

当空调通风系统为无新风的风机盘管系统（类似于家庭分体式空调）时，应当开门开窗，加强空气流通。

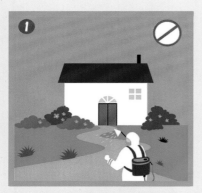

对室外环境进行大规模消毒。

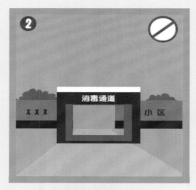

设置消毒通道。

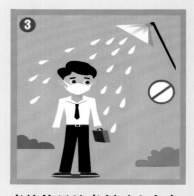

直接使用消毒剂对人全身进行喷洒消毒。

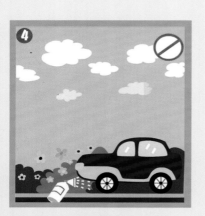

对车辆外部及轮胎进行消毒。

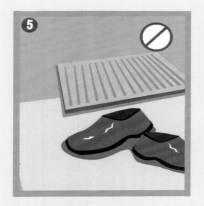

酒店、宾馆、商场等公共场所配备消毒垫。

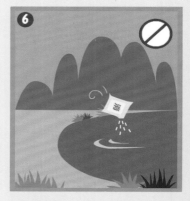

对水塘、水库、人工湖水体中投加消毒剂进行消毒。

戴口罩　勤洗手　不聚集

常通风　一米线　讲卫生

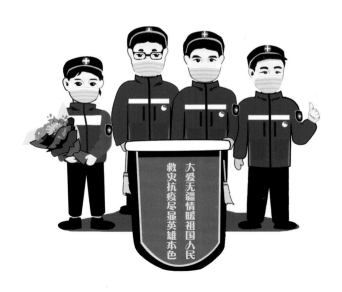

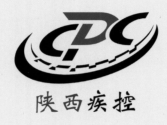

陕西疾控